L'HYGIÉNIQUE

OU

L'ART DE PRÉVENIR ET DE GUÉRIR
LES MALADIES EN GÉNÉRAL
ET LA PHTISIE EN PARTICULIER

OU

ENTRAINEMENT

Par le Dr GAUBERT (C.-S.)

> La santé privée relève du médecin ;
> la santé publique, garantie du bien-être,
> de la moralité, de l'indépendance, relève
> du législateur.

SOCIALISME POSITIVISTE
LE GYMNASE, L'ATELIER, LE FOYER

Prix : 2 Francs

PARIS
TYPOGRAPHIE A.-M. BEAUDELOT
171, RUE SAINT-DENIS, 171.

Août 1894

Tous droits réservés.

J'ai l'honneur d'appeler votre attention bienveil-
lante sur une pétition que j'adresse au Sénat et à la
Chambre des Députés.

Vous trouverez dans cette pétition, Monsieur le
Président, les raisons scientifiques des pratiques corporelles empiriques des anciens, pratiques corporelles
dont je demande le rétablissement.

Après les grandes choses accomplies depuis vingt ans,
le Gouvernement pourrait célébrer le premier cente-
naire de la République en décrétant la santé publique,
gratuite et obligatoire.

L'œuvre de la propreté, de l'assainissement, de l'invigoration des corps, dont beaucoup ont pressenti le

besoin, dont des millions de concitoyens acclameraient la justice, serait une œuvre immense sans doute ; mais encore, par elle, on supplanterait bien des habitudes vicieuses qui font dégénérer ou qui dégradent ; par elle, on porterait le travail national à son apogée ; on embellirait villes, villages et bourgs ; par elle, la France transfigurée resplendirait sur les nations qui l'entourent.

Faire de la santé, tel est notre besoin ; faire de la santé, tel serait le devoir, et telle devrait être la revanche pacifique de la République.

J'ai l'honneur de vous prier,

Monsieur le président,

d'agréer mes salutations respectueuses,

Dr GAUBERT Cirin, Salvi,

de Sallèles-d'Aude.

Mai 1892.

Monsieur le Président,

*J'ai l'honneur de vous recommander particulière-
ment la pétition que j'adresse, pour la seconde fois, au
Sénat et à la Chambre des Députés :* L'Hygiététique —
Socialisme positiviste, *dont ci-joints deux exem-
plaires.*

*Le Sénat ne s'est pas encore prononcé sur cette péti-
tion, depuis dix mois. La vingt-troisième Commission
de la Chambre en ayant décidé le renvoi au Ministre
de l'Intérieur (17 novembre 1892), et le Comité con-
sultatif de l'Hygiène publique de France ayant émis un
avis favorable (23 janvier 1893), j'ai l'honneur de
demander, pour la seconde fois, le rétablissement
« motivé » des pratiques corporelles « raisonnées » des
anciens, c'est-à-dire la première, la fondamentale*

obligation de tout état policé, qui est : la santé pu-blique.

Il y va de l'avenir et de la grandeur de la France ; il y va aussi de notre présent. L'œuvre de la santé publique n'est pas seulement une œuvre de nécessité nationale et de justice sociale ; elle s'impose aussi comme une œuvre de gouvernement.

J'ai l'honneur de vous prier,
Monsieur le président,
d'agréer mes salutations respectueuses,

Dr GAUBERT Cirin, Salvi,

de Sallèles-d'Aude.

Mars 1893.

La Révolution Française, dans la pensée des hommes qui l'ont préparée, devait être tout à la fois une Révolution politique, avec la Liberté, et une Révolution humanitaire, avec l'Égalité et la Fraternité : l'Égalité et la Fraternité étaient la condition de cette Liberté.

Trois obligations incombaient donc à nos gouvernants, à savoir : l'obligation de la Santé publique ; l'obligation de l'Instruction publique à tous les degrés, par la voie du concours ; et l'obligation de l'Assistance publique.

C'est que, sans une éducation égalitaire et fraternelle, sans une invigoration humanitaire de tous les corps et de toutes les âmes, la Liberté ne saurait être qu'éphémère, ou extravagante et périlleuse.

On sait ce qu'il en est advenu.

On ne sauvera la France et on ne la remettra à son véritable rang, qu'en complétant la Révolution Française, c'est-à-dire en nous rendant dignes de la Liberté.

La République Française, issue de la Révolution, n'est pas une démocratie quelconque, encore moins une démagogie de carrefour, elle est, elle doit être une aristocratie populaire. « Il y a (ARISTOTE, La Politique) trois formes de gouvernement, selon la nature : celle du gouvernement absolu, celle du gouvernement royal et celle du gouvernement aristocratique ou républicain. Toutes les autres formes de gouvernement sont des formes altérées et corrompues, et, par conséquent, contraires à la nature. »

J'ai l'honneur de demander, pour la troisième fois, la première des trois obligations qui incombent à nos gouvernants : l'obligation de la Santé publique.

J'ai l'honneur de vous prier,
Monsieur le président,
d'agréer mes salutations respectueuses.

Dr GAUBERT CIRIN, SALVI,

de Sallèles-d'Aude.

Alger. — Janvier 1894.

L'HYGIÉTÉTIQUE

ou

L'ART DE PRÉVENIR ET DE GUÉRIR

LES MALADIES EN GÉNÉRAL

LA PHTISIE EN PARTICULIER

ENTRAINEMENT

Par le Dr GAUBERT (C.-S.)

> La santé privée relève du médecin ;
> la santé publique, garantie du bien-être,
> de la moralité, de l'indépendance, relève
> du législateur.

SOCIALISME POSITIVISTE

LE GYMNASE, L'ATELIER, LE FOYER

Prix : **2** Francs

PARIS

TYPOGRAPHIE A.-M BEAUDELOT

171, RUE SAINT-DENIS, 171.

Août 1894

Tous droits réservés.

C'est la Nature qui opère les guérisons; l'Art ne guérit que par elle.

A plus forte raison, c'est la Nature qui opère la santé et qui la maintient; et ce n'est que par elle qu'il peut être possible de prévenir les maladies.

En conséquence, nous avons cherché quel est le siège de cette Nature; où et comment on pourrait agir sur elle; où et comment on pourrait recourir à ses opérations au gré de l'Art.

Nous produirons nos recherches dans l'ordre où elles se sont associées dans notre esprit.

« Ce n'est qu'en en étudiant les lois, et en s'y soumettant, qu'on commande à la Nature » *(Bacon).*

Dans tous les temps, chez tous les peuples, les eaux minérales ont passé pour un remède surnaturel contre les maladies chroniques. Ainsi, Bordeu ne peut attribuer qu'à des qualités occultes les résultats inattendus qu'il en a retirés dans une infinité de cas. Frédéric Hoffman, après les avoir expérimentées sur place pendant trente ans, s'exprime de la sorte à leur sujet : « *Hic vero, si modo medens iisdem recte et oportune uti noverit, se magnus talium effectuum sistit numerus, quales nullum unquam medicamentum, speciosissimum quoque et mire dilaudatum, præstare poterit.* » Pour l'antiquité païenne, c'étaient des divinités à qui on élevait des autels. Et si nous conservions les communes notions de pathologie, si la phtisie, le diabète, etc..., étaient réellement des entités morbides, il nous faudrait maintenir l'épithète de surnaturel, car il n'est pas une seule de ces maladies qui ne guérisse par l'emploi raisonné du remède en question.

Mais, de surnaturel, il ne saurait y en avoir.

Ce qu'il y avait, c'était que la maladie n'est pas un phénomène qui ait en soi sa raison d'être, quelque chose qui ait une existence indépendante et des lois propres; mais une manifestation, aussi multipliée, aussi compliquée qu'on voudra, d'un trouble dans ce double et incessant mouvement d'assimilation et de désassimilation qui constitue notre animalité avec ses besoins divers *(Littré)*. On ne pouvait pas toujours épuiser ou détruire les causes de trouble de l'état physiologique, mais on en atténuait toujours les effets par le moyen des eaux minérales, qui, du fait de leurs compositions chimiques, sont dépuratoires et récorporatives.

Toute maladie, ou, pour préciser, toute affection ne pouvait être, à l'origine, que de la physiologie dérangée dans l'individu (cancer); dans la famille (phtisie, folie héréditaires); dans la nation (variole, syphilis).

Afin de donner une idée de la portée, préventive et curative, de la dépuration et de la récorporation, minérales ou autres, nous reproduirons un tableau approximatif du travail journalier, sécrétoire et excrétoire, du corps humain, liquides et gaz :

	Onces
Vapeur aqueuse à la peau	28.70
Vapeur aqueuse pulmonaire	18.30

Gaz acide carbonique dans le poumon. . . 48,28
Gaz acide carbonique à la peau. 0,72
Urine. 40,00
Suc gastrique et intestinal. 31,00
Bile. 10,00
Salive. 10,00
Suc pancréatique 2,00
Sérosité vésiculaire 2,00
Larmes et mucus nasal. 1,00

Total : 12 livres par 24 heures, 69 grains par minute, environ un grain pendant chaque pulsation *(Michel Lévy)*.

Ce qu'il y avait encore, c'était la peau, qu'on baigne principalement dans ces eaux dépuratoires et récorporatives, censées merveilleuses ; la peau, non plus l'instrument, mais l'agent même de la dépuration et de la récorporation ; la peau, le levain vivant, comme nous le verrons bientôt, dont tous nos organes ont été façonnés.

Il n'est plus une seule de nos maladies qui n'ait été étudiée avec toute la rigueur et toute la précision que comportent les découvertes modernes.

En meurt-on moins de la phtisie, de la fièvre typhoïde,

du cancer, etc..., toutes maladies qui n'ont pas d'existence indépendante ni de lois propres ?

Étrange tribut que nous payons à la mort, sans qu'il ait en soi sa raison d'être !

« La peau (Hufeland, *La Macrobiotique*) est l'organe par excellence de la dépuration. Sans cesse, à chaque instant, elle évapore une masse énorme de produits épuisés et devenus inutiles. Cette séparation est intimement liée à notre mouvement vital et à la circulation du sang..... La peau est encore un agent efficace pour rétablir l'équilibre entre les forces et les actions de notre corps; plus elle est active et perméable, moins on est exposé aux congestions dans les poumons, l'intestin et les viscères abdominaux..... La peau est, en outre, un des intermédiaires les plus utiles à la réparation de notre corps; c'est à travers elle qu'un grand nombre d'éléments aériens pénètrent dans l'organisme; sans une peau saine, il n'y a donc pas de restauration complète..... On ne doit pas non plus oublier que c'est la peau qui est l'organe principal des crises dans les maladies, c'est-à-dire des mouvements naturels par lesquels celles-ci se décident. »

« Sous le point de vue dynamique (le même, *Médecine pratique*), nul organe sécrétoire n'a une étendue comparable à celle de la peau, ni des connexions nerveuses si considérables. De là l'énorme influence antagonistique que cette membrane exerce, en premier lieu, sur les organes et sur les membranes qui ont de l'affinité avec elle, les membranes muqueuses et séreuses, les poumons et le canal intestinal surtout; puis, par réflexion, sur le système nerveux des autres organes sécrétoires et de tous les appareils de l'organisme. »

L'anatomie comparée nous donnera une meilleure et plus complète raison de cette influence antagonistique sur tous les appareils, et de cette efficacité pour rétablir l'équilibre entre les forces et les actions de notre corps.

« Il résulte (Devay, *Hygiène des Familles, ou du Perfectionnement physique et moral de l'Homme*) des expériences de Sanctorius, de Dodart, et de celles plus récentes de Séguin, qu'un rapport des plus intimes existe entre la sueur et les aliments, les boissons et les autres excrétions. La transpiration cutanée est donc beaucoup plus que le mot ne semblerait le dire, elle est une sécrétion, une véritable fonction dépuratoire. Lorsque cette fonction de dépuration diminue ou se pervertit, l'organisme retient dans son intérieur une quantité notable de matières hétérogènes, dont l'influence sur la santé peut être incalculable. Les expériences délicates de Séguin (Lavoisier et Séguin, *Académie des Sciences, 1790)* ont prouvé que la moyenne de la perte en poids, par l'exhalation, est de dix-huit grains par minute, dont onze pour la transpiration cutanée et sept pour la perspiration pulmonaire; que la plus grande perte de poids déterminée par l'exhalation est de cinq livres en vingt-quatre heures; la moindre, d'une livre onze onces et quatre gros. »

Fourcault et Mondière ont fait des expériences ou recueilli des observations sur la diminution et sur la suppression de la sueur générale et de la sueur locale, de servitude ou diathésique, comme la sueur des pieds; il en provenait toute espèce de maladies, la phtisie surtout.

« Asclépiade et Galien (Fourcault, *Académie des Sciences 1838*) ont entrevu l'influence de la suppression de la transpiration dans la production d'une foule d'affections, et Sanctorius a étayé ces opinions par ses célèbres expériences, etc...

« Les effets pathogéniques résultant de la suppression générale de la transpiration sont les suivants : inflammations aiguës, compliquées, sarcopolyhémie, engorgement des veines caves et des cavités du cœur, altération couenneuse du sang. Comme effets de la suppression graduée ou partielle de la transpiration cutanée, on voit survenir des phlegmasies subaiguës, des irritations chroniques, une formation de tubercules dans divers organes, une altération profonde de la nutrition. »

« Les effets de la suppression de la sueur des pieds (Mondière, *Journal de l'Expérience, 1838*) sont très variés et il n'est pour ainsi dire pas d'organes qui ne puissent en ressentir l'influence pernicieuse. D'après 42 observations que nous avons recueillies nous-même ou trouvées dans les auteurs, nous avons dressé le tableau suivant :

MALADIES OBSERVÉES :	Nombre de fois.
Asthme ou Dyspnée	2
Embarras gastrique, Anorexie	2

Pneumonie aiguë	1
Pneumonie chronique, Phtisie.	9
Céphalalgie	2
Coryza	5
Névralgie plantaire.	1
— sciatique.	1
Anasarque.	4
Hépatite chronique.	1
Diarrhée	1
Leucorrhée	4
Blennorrhagie	1
Pleurésie chronique	1
Otorrhée	1
Diabète.	1
Rhumastisme aigu.	1
Catarrhe vésical.	1
Maladie de la peau	1
Phtisie trachéale	2
TOTAL.	42

« Toujours ou presque toujours la thérapeutique, même la plus rationnelle et la plus active, restera sans effet tant que l'excrétion supprimée ne sera pas rétablie. »

« Les excrétions (Michel Lévy, *Traité d'hygiène publique et privée*), véritables résidus du laboratoire humain, sont à la fois le résultat et la mesure des échanges entre l'organisme et le monde extérieur ; c'est par elles que s'opère de l'un à l'autre et d'une manière visible la circulation de la matière ; par elles se maintient l'équilibre entre la nutrition et la décomposition interstitielle.

. . . .

« Les excrétions représentent par leur ensemble comme un vaste appareil de dépuration du sang ; intermittentes ou continues, elles le débarrassent des matériaux hétérogènes, et assurent l'identité du fluide nourricier à toutes les époques de l'existence.

. . . .

« Enfin, dans les troubles de la maladie, elles deviennent, à juste titre, l'objet d'une exploration particulière ; elles réfléchissent, dans leur qualité et dans leur quantité, la marche du travail pathologique ; tour à tour causes ou symptômes, elles sont une des bases les plus certaines du pronostic et des indications curatives ; souvent la maladie gît tout entière dans leurs oscillations, la guérison dans leur retour à l'équilibre ; elles sont les agents de ces crises qui résolvent avec une efficacité soudaine des états morbides que l'art ordinaire harcèle en vain de ses bénévoles agressions.

. . . .

« Voici, d'après les observations rassemblées par

Haller, l'évaluation moyenne et par onces des substances ingérées et évacuées en 24 heures :

OBSERVATIONS	RECETTES	DÉPENSES			TOTAL
	Aliments et Boissons.	Transpiration.	Urine.	Excréments.	
Keil . . .	75	31	38	5	74
Sanctorius .	60	32	24	4	60
Boissies. .	60	33	22	5	60
Hartman .	80	46	28	6	80
Gorter . .	91	49	35	8	93
Rye . . .	96	59	39	5	103

On est prié de retenir que les résidus de la transpiration cutanée et pulmonaire sont six fois, sept fois, et jusqu'à onze fois plus considérables en poids que les excréments.

Quel poison pour l'homme que la transpiration de l'homme, avec la disposition moderne des édifices publics ou privés, avec les habitudes modernes !

Les anciens ne connaissaient pas le travail journalier sécrétoire et excrétoire du corps humain ; ils ne savaient

pas comment, ni dans quelles proportions sont évacuées les substances qui ont été ingérées en vingt-quatre
heures ; ils ne pouvaient pas même soupçonner le rôle
organogénique de la peau, rôle capital, à propos duquel
nous citerons tout à l'heure un important passage de
Meckel ; et cependant ils avaient donné à la culture de
cette peau et de ce corps, par la gymnastique et la balnéation, un développement et une perfection qui ont lieu
de nous surprendre. Par quelle succession d'événements
ou de révolutions dans les mœurs a-t-on négligé, puis
abandonné ces belles et fortifiantes habitudes ? C'est ce
qu'il serait peut-être oiseux de rechercher. Ce qu'il nous
importe de savoir, c'est que nous périssons chaque jour
davantage par des maladies jadis à peine connues ; que
l'adynamie et la putridité nous dévorent ; que nous dé-
générons à un tel point que notre existence politique est
menacée par l'infécondité d'une part et la morbidité de
l'autre, inévitables suites de cette dégénération ; ce qu'il
nous importe de savoir, c'est que c'en est fait de nous
si nos gouvernants, s'inspirant des instituts des anciens
formateurs d'hommes et de peuples, ne nous amènent
pas, de gré ou de force, aux gymnases et aux étuves :
les bains de baignoire sont encombrants, incom-
modes, onéreux et bons seulement comme bains mé-
dicinaux.

Des gymnases et des étuves, il en faudrait cinquante

mille sur toute la surface de la France. Il en faudrait
dans chaque hôpital. Que font ces malades languisam-
ment étendus sur leur couche après la visite, ou errants,
l'air ennuyé ou désespéré, dans les préaux ? Au gymnase ou à l'étuve ! Il en faudrait dans chaque caserne.
Que deviennent ces soldats tout fumants de sueur après
leurs exercices ? A l'étuve, et leurs effets d'habillement
au séchoir ; au pansage pour le moins, comme les che-
vaux !

« On ne remarque pas dans les auteurs (Montesquieu,
*Considérations sur les causes de la grandeur des Ro-
mains et de leur décadence*) que les armées romaines,
qui faisaient la guerre en tant de climats, périssent
beaucoup par les maladies, au lieu qu'il arrive... etc. »
Montesquieu n'en donne la raison qu'à moitié : c'est
qu'on « assainissait », dit-il, les soldats par des exercices de toute sorte, que terminait chaque jour une
ablution du corps, faite, selon la saison ou le climat,
dans des rivières ou dans des étuves. Il aurait dû ajou-
ter que le législateur avait au préalable également as-
saini, par la gymnastique et la balnéation obligatoires,
la population qui devait fournir ces légions. Aussi, il
n'arrivait pas comme aujourd'hui que des armées se
fondissent, pour ainsi parler, dans une campagne, sans
avoir combattu.

Au gymnase et à l'étuve tout le monde ! puisque c'est

la propreté et l'assainissement des corps, puisque c'est
l'agilité et la vigueur, puisque ce serait la robustesse
des corps. La résistance organique et la grandeur mo-
rale ne sont-elles pas intimement unies dans la vie des
nations ?

Au gymnase et à l'étuve la jeune fille surtout ! l'influence de la femme sur l'espèce étant prépondérante.

Ce n'est pas tout cependant que le rôle fonctionnel
de la peau, dans la santé et dans la maladie, si grand
qu'il soit ; il y a plus encore.

L'anatomie comparée est venue montrer *(Ducrotay
de Blainville, Serres)* que tous nos organes ne sont origi-
nairement que des appendices de la peau appropriés
chacun aux fonctions qu'ils sont destinés à remplir. Déjà
Bichat, après avoir longuement parlé, dans son *Anatomie
générale,* des sympathies passives ou actives de la peau,
comme on disait alors, avait ajouté : « Pour passer en
revue toutes les sympathies exercées ou subies par l'organe cutané, il faudrait aussi passer en revue toutes nos
maladies. » Ce qui n'était qu'une intuition du génie, à

savoir : la continuité de la peau avec tous nos organes, est devenu, trente ans après, une vérité.

« Les animaux les plus simples (Meckel, *Traité général de l'Anatomie comparée*) ne présentent qu'une surface extérieure privée d'ouverture visible, enveloppant la substance de l'animal sans s'en distinguer par sa structure ; c'est le premier indice du système cutané...

« Le corps de l'animal se présente ensuite parcouru dans une étendue plus ou moins considérable, par une cavité à une, puis à deux ouvertures. Bientôt on voit cette cavité se ramifier à des profondeurs variables dans la substance de l'animal. La nourriture nouvellement introduite, et qui vient d'être préparée, est alors charriée par des voies spécialement et constamment réservées à cet usage, et qui se distinguent plus ou moins de la masse qui enveloppe le corps. Ces voies de circulation forment les premiers rudiments du système vasculaire....

« Un degré de composition plus élevé consiste d'une part dans l'isolement plus complet d'organes déjà existants, mais dont la nature et la position se tranchent davantage, et d'autre part dans la présence d'organes nouveaux qui ajoutent et au nombre et à la composition de ceux qui concourent à la formation de l'organisme.....

« Les organes nouveaux proviennent du canal intestinal ou peau interne (glandes diverses pour la conservation de l'individu ou de l'espèce), ou de la peau externe,
comme le système respiratoire.....

« Les systèmes qui se manifestent ensuite, avec des
caractères propres sont les systèmes musculaire et
nerveux.....

« Dans un état de complication plus perfectionnée,
à ces organes musculaires et nerveux s'ajoutent d'autres
systèmes remarquables surtout par la dureté et la soli-
dité.....

« La substance animale décomposée ainsi d'une
manière insensible et graduelle, du zoophyte aux animaux les plus élevés, nous offre les systèmes qui vien-
nent d'être exposés.....

« L'embryon des animaux supérieurs, avant d'attein-
dre sa perfection, parcourt plusieurs degrés d'organisation ; et ces degrés correspondent à ceux que certains
animaux ne dépassent jamais pendant toute la durée
de leur vie..... N'oublions pas que le caractère propre à
l'espèce se développe de bonne heure ; mais les premiers
rudiments des espèces les plus différentes sont essen-
tiellement les mêmes. »

« Le germe *(Milne-Edwards)* n'est pas une minia-
ture de l'être qui doit en provenir, mais le siège de la
force organogénique qui doit présider à son édification ;
cette édification se fait de la périphérie vers le centre. »

Que la peau ne soit la plus large et la plus solide base
de la santé et de la vie, personne ne le niera maintenant,
et il est incompréhensible, répèterons-nous après Hufeland, qu'on l'ait autant négligée.

Si j'avais un point d'appui, s'écriait un géomètre
célèbre, je soulèverais le monde ! Notre point d'appui,
à nous, pour la curation de ces états morbides divers
qui préparent ou qui alimentent nos maladies les plus
communes et les plus graves, pour soulever la pathologie entière, est donc tout indiqué ; c'est la peau, principe et fondement de tout notre organisme, terminaison
et fin de toutes nos fonctions, théâtre principal des
mouvements naturels par lesquels les maladies se
décident.

— Vous ne pouvez pas, pourtant, prétendre traiter toutes les maladies par l'intermédiaire ou avec le secours de la peau ? — Mais, puisqu'il est vrai que la meilleure partie de notre estomac, par exemple, parce qu'elle en est la plus étendue, la plus accessible à nos moyens d'action et la mieux douée pour les mouvements curateurs naturels, c'est la peau !

« Il n'y a pas longtemps (Bichat, *Anatomie Générale*), qu'à ma visite du soir de l'Hôtel-Dieu je vis une femme qui vomissait continuellement depuis une suppression subite de ses règles. J'ordonnai les calmants, qui furent inutiles. L'ayant fait mettre dans un bain tout fut apaisé à l'instant où elle en sortit, et cependant les règles ne revinrent pas. Peu d'organes sont plus que l'estomac sous la dépendance de la peau. »

Puisqu'il est encore vrai que la meilleure partie de notre cerveau, parce qu'elle en est la plus étendue, la plus accessible à nos moyens d'action et la mieux douée pour les mouvements curateurs naturels, c'est la peau !

Dans les hospices d'aliénés, tel expédient, les affusions d'eau sur diverses parties du corps, qui n'avait été d'abord employé que comme un moyen de coercition, s'est imposé ensuite à l'observation comme un excellent moyen de médication. Pareille chose est advenue des

immersions violentes des choréiques, qui, dans l'esprit
de leur auteur, Dupuytren, n'avaient été non plus qu'un
expédient. Expédient pareillement la célèbre trouvaille
du paysan de Grœfemberg, dont les plus belles cures
concernent les malàdies nerveuses.

Enfin, puisqu'il est vrai que la meilleure partie de nos
poumons, parce qu'elle en est la plus étendue, la plus
accessible à nos moyens d'action et la mieux douée pour
les mouvements curateurs naturels, c'est la peau !

Ces prédestinés de la phtisie, dont parle le Dr Rousse,
de Bagnères, fils de pères et de mères morts phtisiques,
toussant et crachant le sang ; réduits à travailler dans
des fours à chaux, à passer plusieurs mois de l'année
dans une atmosphère embrasée, le corps couvert de
grosse laine, pourquoi les retrouverait-on, dix ans, vingt
ans, trente ans après, la poitrine bossuée, mais vivants,
si les poumons, comme l'anatomie comparée nous le
montre, n'étaient pas des appendices de la peau ? Pourquoi, dès les premières atteintes du froid, des milliers
de malades se hâteraient-ils, se précipiteraient-ils ins-
tinctivement vers des climats plus doux ; pourquoi le
vésicatoire serait-il si souvent la suprême ressource ;
pourquoi le cautère ferait-il l'office d'une épine mer-
veilleuse contre l'épine métaphorique de la maladie

ou de la disposition morbide ; pourquoi les pratiques empiriques de Priestnitz seraient-elles devenues universelles, si tous nos organes n'étaient pas des appendices de la peau, si tout notre corps n'était pas de la peau plus ou moins segmentée et spécialisée ?

Nous ne méconnaissons assurément aucune des précieuses ressources de la pharmacie ; mais à l'avenir, nos citations sont péremptoires, les bains, les lotions, les frictions, le massage et les onctions devront faire partie de toute bonne médication. En leur absence, les conceptions pharmaceutiques les plus raffinées resteraient souvent sans effet, parce que le siège de cette force organogénique ou Nature qui a présidé à notre édification, parce que le foyer de notre vie n'est pas dans tel organe ou dans tel appareil ; il est à la peau.

. . . .

« Le roi David (*la Bible*) était vieux et dans un âge fort avancé ; et quoiqu'on le couvrit beaucoup on ne pouvait l'échauffer.

« Ses serviteurs lui dirent alors : —nous chercherons une jeune fille pour le Roi, notre seigneur, afin qu'elle l'échauffe, et que, dormant auprès de lui, elle remédie à ce grand froid.

« Ils cherchèrent dans toutes les terres d'Israël une fille qui fut jeune et belle, et, ayant trouvé Abigag, de Sunam, ils l'amenèrent au Roi. »

Boerhaave racontait souvent à ses disciples qu'un vieux prince d'Allemagne se trouvant extrêmement infirme et affaibli, on lui conseilla de coucher entre deux jeunes filles également sages et aimables, ce qui produisit en peu de temps un si bon effet sur sa santé, qu'on jugea à propos de faire cesser le remède.

Tycho-Brahé, valétudinaire; Louis XV, dont la convalescence d'une fièvre grave, à quinze ans, semblait devoir s'éterniser, furent ranimés par le même remède.

Le 2 août 1790, un carabinier, nommé Petit, se précipita, étant tout nu, d'une fenêtre de l'hôpital de Strasbourg dans le Rhin. Vers trois heures de l'après-midi, seulement, on remarqua sa disparition : il était resté au moins une demi-heure sous l'eau; lorsqu'on l'en retira, il était tout à fait mort. On ne lui fit rien autre chose que de le mettre dans un lit bien chaud, la tête haute, les bras au corps, les jambes rapprochées l'une de l'autre. En outre, on couvrit ses jambes et sa poitrine de linges chauds, qu'on renouvelait constamment; dans son lit, on plaça, en divers endroits, des briques chaudes entourées de linges. Au bout de sept à huit minutes, on remarqua un léger mouvement des paupières. Puis, la mâchoire inférieure, qui était fortement appliquée contre la supérieure, s'ouvrit ; de l'écume s'échappa des lèvres, et Petit put avaler quelques cuillerées de vin. Le pouls recommença à battre, et une heure plus tard le patient avait recouvré la parole.

Les Grecs et les Romains, après les exercices du corps en plein air, s'enveloppaient chaudement et longuement ; dans les thermes, aux actions centrifuges ou indirectes des exercices, ils ajoutaient des actions directes sous forme de massage, de frictions, d'onctions ; puis, en empiriques surprenants, ils reposaient longuement, chaudement enveloppés, jusqu'à ce que ce foyer de la vie, qui est à la peau, ainsi ranimé, les eût pénétrés de tous ses rayons.

L'équitation n'est le meilleur de nos exercices, que parce que ses actions sont tout à la fois les plus doucement centrifuges et les plus prolongées.

— Eh bien! nous reconnaissons, avec vous, que souvent la phtisie est la conséquence d'un refroidissement de la peau ou d'une altération dans ses fonctions, et dans ces cas le tubercule est un résidu cutané dévié, de quoi font foi les effets pathogéniques de la suppression graduée ou partielle de la transpiration cutanée dans les expériences de Fourcault; nous reconnaissons également que dans d'autres cas la phtisie est la conséquence d'une diathèse dégénérée, et dans ces autres cas le tubercule est un principe diathésique dévié, de quoi font foi les effets pathogéniques de la suppression de la sueur des pieds ou diathésique dans les observations de Mondière; nous reconnaissons, enfin, que le traitement que vous proposez, basé qu'il est sur le rôle physiologique, clinique, organogénique de la peau, siège véritable de cette Nature, « parcelle de la Providence qui gouverne l'univers par des lois fixes de conservation », est le traitement rationnel du dit tubercule, que vous voulez arrêter dans sa formation, unique manière de s'en rende maître; néanmoins, ne penseriez-vous pas que dans cette phtisie, si répandue, si féroce, qui a pris les proportions du plus grand fléau qui ait jamais decimé les hommes, ne penseriez-vous pas qu'il y ait encore autre chose que des résidus cutanés et des principes diathésiques déviés, autre chose que des hypergénèses avec bacilles, sorte de pythons naissant des limons humains putréfiés, du tissu conjonctif des poumons d'origine sudorale ou commune, et des hypergénèses avec bacilles d'origine spéciale ou diathésique ?

— Nous pensons, nous démontrons qu'il n'y a pas autre chose, et que c'est bien assez comme cela. Qu'on veuille, en effet, considérer que la diathèse, c'est une disposition héréditaire ou acquise à produire un principe morbide qui ne pourra être déchargé impunément que sur tel tissu ou tel organe, selon l'espèce ; que sinon il y aura maladie ; que la diathèse, c'est déjà la Nature poussée dans ses derniers retranchements. Or, quel individu, quelle famille, sont indemnes vis-à-vis de cette diathèse, produit de nos écarts répétés, voulus ou non, contre toutes les règles ou conditions de notre organisation ? De ce premier chef donc, à quelle morbidité tuberculeuse ne serons-nous pas exposés ? Que ne sera-ce pas de la faiblesse irritable ou de cette si misérable vitalité de la peau, qui est devenue comme un patrimoine commun ? De ce second chef, la morbidité tuberculeuse nous pressera de si près, qu'un vigoureux remontement de notre tissu cutané pourra seul nous sauver. De sorte que nous aurons lieu de nous étonner, non pas de voir succomber si souvent nos poumons, entourés et assaillis qu'ils sont de toutes parts par le tubercule, mais au contraire de ne pas les voir succomber toujours.

La férocité de la phtisie ne réside ni dans un *divinum quid* fantastique, ni dans de suppositives nécessités sociales, ni dans des contagions plus suppositives encore; elle réside dans la déchéance de notre animalité; déchéance dans l'individu, dans la famille ou dans la nation.

« Aucune loi nouvelle et particulière ne se manifeste dans la maladie; la pathologie n'est pas autre chose que de la physiologie dérangée, et l'on passe de l'une à l'autre sans quitter un même domaine de phénomènes et d'actions » (Littré).

On s'est occupé, dans ces derniers temps, de la gymnastique, au Sénat et à la Chambre des Députés, mais au point de vue de la pédagogie; et, tout récemment, de la balnéation, au Ministère de la Guerre, mais au point de vue de la propreté élémentaire de nos soldats. Il y a plus et mieux à faire: il y a à s'occuper de cette gymnastique et de cette balnéation combinées au point de vue de l'assainissement, de l'invigoration et de la

robustesse des corps. Pour réaliser cette œuvre de pré-
servation, de relèvement, de salut, il faut que la gymnastique et la balnéation deviennent des institutions
nationales et patriotiques ; il faut que la population
civile aille aux gymnases et aux étuves comme nos soldats vont au champ de manœuvre.

Sélection ou Entraînement : la Sélection des anciennes
républiques, par le juge ou le père de famille, n'est pas
dans nos mœurs ; la Sélection par la misère et le dur
labeur, d'où est sortie la grande épopée de la fin du der-
nier siècle, a fait place à un amollissement général ; nos
campagnards eux-mêmes se fondent en garnison.

Il ne nous reste par conséquent, si nous voulons sur-
vivre comme peuple, et de quelque flagornerie qu'on
nous amuse, il ne nous reste que l'Entraînement : la peau
incessamment alimentée, dans une atmosphère incessamment renouvelée.

Faisons de bonne physiologie, et laissons faire à
M. Pasteur !

— Faisons de bonne physiologie ! Nous ne deman-

derions pas mieux. Mais, ces milliers de monuments,
consacrés à la santé publique, gratuite et obligatoire,
s'élevant sur toute la surface de la France, ce sont des
centaines de millions, plusieurs milliards peut-être?

— Votez : c'est la fortune de la France!

CHAMBRE
des
DÉPUTÉS
—
Procès-Verbaux
EXPÉDITION DES LOIS
—
Pétitions
—
Distribution
—

Paris, le 17 novembre 1892.

A Monsieur le docteur Gaubert à Sallèles-d'Aude.

La vingt-troisième commission des pétitions, par décision insérée au *Journal Officiel* de ce jour, a prononcé le renvoi au Ministre de l'Intérieur, sur la pétition inscrite au rôle général sous le numéro 2279 : *l'Hygiététique ou l'art de prévenir et de guérir les maladies en général, etc.*

Ci-joint le sommaire de la pétition et les motifs de la commission.

. . . .

Nous espérons davantage de la part du Sénat qui, en maintes circonstances, a rappelé le souvenir d'une fière et glorieuse devise : *senatus populusque romanus.* Nous espérons que cette œuvre de la propreté, de l'assainissement, de l'invigoration des corps, ne sera pas simplement recommandée, mais reconnue et proclamée comme une obligation d'État.

Vingt-cinq centimes, par tête et par mois, répartis proportionnellement, pendant cinquante ans, soit cinq milliards, suffiraient pour doter la France des monuments qui lui manquent. Les communes, à mesure, prendraient à leur charge les frais d'exploitation et d'entretien, soit cinq centimes, par tête et par jour, à répartir proportionnellement.

— Voilà qui serait parfait, s'écrient quelques-uns; mais, c'est irréalisable! — Irréalisable! Ce qui est de toute nécessité? Irréalisable! Ce qui est de toute justice? Irréalisable! Ce sans quoi on ne supplanterait jamais ces habitudes vicieuses qui font dégénérer ou qui dégradent? Irréalisable! Ce qui rendrait, pour des millions d'hommes, le travail moins pénible, plus constant, plus fructueux? Irréalisable! Ce qui embellirait, ennoblirait des millions de foyers? Sait-on bien quelle servitude c'est que la malpropreté des corps, et quelle semeuse de désolation est la maladie? Irréalisable! Quoi, encore? Les milliards? Ils gisent improductifs dans les coffres; et nous savons aussi que dans ces

coffres, gît, également improductive, une valeur autre‑
ment grande que des milliards : la solidarité, sans
laquelle il n'y aurait plus ni avenir, ni grandeur.

LE GYMNASE, L'ATELIER, LE FOYER

« La Politique, qui est la première de toutes les
« sciences, a pour but de MENER les hommes au bien
« et PAR LE BIEN à la vertu » (ARISTOTE).

L'apothéose de M. Pasteur ne devrait pas nous faire
illusion ; les Dieux eux-mêmes, nous ne devrions pas
l'oublier, étaient soumis au Destin, c'est-à-dire aux lois
créatrices, immuables, éternelles.

De par ces lois, encore une fois, notre transpiration,
cutanée et pulmonaire est le grand émonctoire du corps :
les anciens, d'observation, adoptent le costume flottant
et disposent leurs édifices publics, ouverts dans le cin-
tre, et leurs édifices privés, donnant sur une cour et ne
fermant que par des voiles, de telle façon que la buée

humaine est toujours en un large ou facile rapport avec l'air extérieur.

De par ces lois, notre peau est la nourrice de tous nos organes : les anciens, d'observation, animent, alimentent la peau, « de bonne heure et toute la vie » (PLATON), soit par des actions centrifuges ou indirectes, soit par des actions directes, soit par la gymnastique et la balnéation combinées. Aussi ces anciens ne connaissent-ils guère que les blessures, et les maladies qui proviennent d'une intempérie dans les saisons.

La plupart de nos maladies modernes, comme la féroce endémicité des maladies anciennes, ne sont que « les effets immanents » de notre ignorante ou dédaigneuse inobservation.

> « Le corps, cette guenille, est-il d'une importance,
> « D'un prix à mériter seulement qu'on y pense? »

De ces maladies-là et de cette endémicité, le génie de M. Pasteur ne nous en préservera pas, en dépit de nous, et contre les lois.

Février 1893.